GUIDE
MÉDICO-THERMAL

AUX EAUX

DE BAGNÈRES-DE-LUCHON

OU RENSEIGNEMENTS

Sur les Médecins de cette localité thermale, l'énumération des Sources, leur composition chimique, leur aménagement ; — Description de l'Établissement thermal ; — Tarif des Bains, Douches, etc., et des Chaises-à-porteur ; — Histoire de l'Inspectorat de Luchon, attributions du Médecin inspecteur ; — Notice historique de l'Hôpital thermal, conditions pour y être admis ; — Considérations hygiéniques et balnéaires ;

PAR M. ***,

Ancien professeur de Physiologie, membre de plusieurs
Sociétés savantes, etc.

*Amicus Plato, amicus Socrates, sed
magis amica veritas.*

TOULOUSE

FRANÇOIS GIMET, LIBRAIRE-ÉDITEUR
Rue des Balances, 66.

1862

GUIDE
MÉDICO-THERMAL

AUX EAUX

DE BAGNÈRES-DE-LUCHON

OU RENSEIGNEMENTS

Sur les Médecins de cette localité thermale, l'énumération des Sources, leur composition chimique, leur aménagement ; — Description de l'Etablissement thermal ; — Tarif des Bains, Douches, etc., et des Chaises-à-porteur ; — Histoire de l'Inspectorat de Luchon, attributions du Médecin inspecteur ; — Notice historique de l'Hôpital thermal, conditions pour y être admis ; — Considérations hygiéniques et balnéaires ;

PAR M. ***, *(Marc Pégot.)*

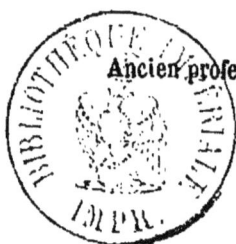

Ancien professeur de Physiologie, membre de plusieurs
Sociétés savantes, etc.

*Amicus Plato, amicus Socrates, sed
magis amica veritas.*

TOULOUSE

FRANÇOIS GIMET, LIBRAIRE-ÉDITEUR
Rue des Balances, 66.

1862

En publiant ce *Guide Médico-Thermal*, notre but a été d'être agréable à l'étranger qui se rend à Bagnères-de-Luchon, en lui fournissant certains renseignements et en lui donnant des conseils qui pourront lui être utiles.

Toulouse. — Typographie de LAMARQUE et RIVES, rue Tripière, 9.

Liste de MM. les Médecins exerçant à Bagnères-de-Luchon, par rang d'ancienneté.

FONTAN (Amédée), docteur en médecine de la Faculté de Paris, chevalier de la Légion-d'Honneur, ancien interne des hôpitaux civils de Paris, lauréat de l'Institut, membre correspondant de l'Académie impériale de Médecine et de plusieurs autres Sociétés savantes, exerce à Luchon depuis vingt-quatre ans; auteur de plusieurs Mémoires importants sur les eaux des Pyrénées et en particulier sur celles de Luchon. Ce médecin a contribué puissamment par ses écrits à attirer l'attention du corps médical sur les eaux thermales de Luchon, et par conséquent a contribué considérablement à la prospérité dont jouit cette localité thermale.

PÉGOT (Marc), docteur en médecine de la Faculté de Paris, chevalier de la Légion-d'Honneur, médecin titulaire de l'hôpital thermal de Luchon, professeur à l'Ecole de Médecine de Toulouse, ex-médecin adjoint de l'Hôtel-Dieu de cette ville, ancien interne des hôpitaux de Paris, lauréat de l'Académie impériale de Médecine, ex-élève et lauréat de l'Ecole pratique de Paris, membre de plusieurs Sociétés savantes, exerce à Luchon depuis dix-huit ans. M. Pégot est auteur de plusieurs Mémoires intéressants relatifs à la médecine et à la chirurgie, et, en outre, d'un travail intitulé : *Essai clinique sur l'action des Eaux de Luchon dans le traitement des accidents consécutifs de la syphilis*, ouvrage couronné par l'Académie impériale de Médecine de Paris (1856).

CHAPELON (Isidore), docteur en médecine de la Faculté de Montpellier, exerce à Luchon depuis douze ans, habile, honnête et consciencieux praticien.

Barrié (André), docteur en médecine de la Faculté de Paris, inspecteur adjoint des Thermes de Luchon, ex-élève externe des hôpitaux de Paris, exerce à Luchon depuis dix ans.

Lambron (Ernest), de Levroux, docteur en médecine de la Faculté de Paris, inspecteur titulaire des Thermes de Luchon, ancien interne des hôpitaux de Paris, médecin des épidémies du département de l'Indre, exerce à Luchon depuis dix ans; auteur, en collaboration de M. Lézat, géomètre, d'un ouvrage intitulé : *Les Pyrénées*.

Dulac, docteur en médecine de la Faculté de Paris, ancien interne des hôpitaux de Toulouse, inspecteur adjoint, médecin cantonnal, attaché à l'hôpital thermal comme résidant à Luchon, chargé de l'inspection des deux maisons de tolérance et des filles *soumises* qui se rendent dans cette localité thermale pendant la saison des eaux, exerce à Luchon depuis huit ans.

Cargue, docteur en médecine de la Faculté de Montpellier, après avoir exercé à Luchon, quitta cette localité il y a quinze ans; ce médecin y est rentré il y a quatre ans. Bon praticien, modeste et consciencieux, très zélé.

OFFICIERS DE SANTÉ.

MM. Mondon.
Margoton.
Estradère.

PHARMACIENS.

MM. Boileau (Paul) père et fils.
Sapenne (Léon).
Estradère.

BAGNÈRES-DE-LUCHON

Énumération des Sources; leur composition, leur aménagement. — Description de l'Établissement thermal.

De toutes les stations thermales des Pyrénées, Bagnères-de-Luchon est, on peut le dire, la plus importante et la plus riche en sources minérales. Ici, en effet, on rencontre les sources les plus sulfureuses de toute la chaîne; on y trouve, en outre, des sources moins riches en principes actifs et des sources faiblement minéralisées; on y rencontre enfin des eaux qui ont la propriété de subir une décomposition telle, qu'une partie du soufre qu'elles renfermaient primitivement à l'état de sulfure de sodium, devenant libre, se trouve suspendue dans l'eau minérale et lui donne l'aspect d'une émulsion. Les bains d'eau blanche, qui ont l'apparence de bains de lait, sont fort recherchés des malades.

Parmi les sources de Bagnères-de-Luchon, il en est dont la température est assez élevée pour qu'on puisse, à leur aide, utiliser leur calorique sous toutes les formes et à tous les degrés. Les unes, très chaudes et

fortement minéralisées, se prêtent au traitement des
malades qui exigent l'emploi de beaucoup de soufre;
d'autres, très chaudes mais beaucoup moins sulfureuses,
conviennent pour le traitement des affections qui exigent l'emploi de beaucoup de chaleur et d'une propor-
tion moindre de soufre; d'autres joignent à l'avantage
d'être très riches en principes sulfureux, celui d'avoir
une température peu élevée et de permettre de donner
aux malades peu de chaleur et beaucoup de soufre. On
trouve, enfin, dans cette localité privilégiée, des sources à basse température et peu minéralisées. Le pas-
sage des sources chaudes aux sources froides, des
sources fortes aux sources faibles, a lieu par une série
de nuances ou de dégradations successives qui mul-
tiplie les ressources que les médecins peuvent utiliser.

A cette richesse si variée de sources minérales,
Bagnères-de-Luchon joint l'avantage d'être placée dans
l'une des plus gracieuses vallées de toute la chaîne.

Les malades qui ne peuvent pas, sans inconvénient,
gravir des pentes un peu rapides et qui ont besoin de
faire beaucoup d'exercice, peuvent parcourir le bassin
dans lequel est bâtie la petite ville de Bagnères-de-
Luchon et y faire de longues promenades sur un sol si
peu accidenté, que l'on peut dire de ce bassin qu'il
constitue une petite plaine située au milieu des montagnes.

Ceux qui ne craignent ni la fatigue, ni les émotions

vives, trouveront sur les sommets des monts voisins les points de vue les plus ravissants. Je ne ferai que citer, parmi les localités que visitent habituellement les étrangers, le port de Vénasque, d'où l'on aperçoit dans son entier la Maladetta et ses immenses glaciers, que les plus hardis, j'allais dire les plus téméraires, se hasardent quelquefois à traverser pour gravir jusqu'au sommet du pic de Nethou (le plus élevé de la chaîne); le pic de Céciré, d'où l'on jouit de la vue de la plaine et de celle d'un nombre considérable de vallées, dont les plus gracieuses sont celles d'Oueil et de Larboust; l'Entecade, d'où l'on aperçoit, dans presque toute son étendue, la vallée d'Aran; le pic de Bocanère et le Monné, qui se trouvent placés en quelque sorte sur le premier plan des Pyrénées, permettent d'avoir une vue d'ensemble des principales montagnes qui constituent cette chaîne. Je citerai encore, comme de charmantes promenades, celles de la vallée du Lys, du lac d'Oo, de la vallée d'Aran, etc.

Les eaux de Bagnères-de-Luchon, si variées par elles-mêmes, empruntent une valeur nouvelle aux ressources balnéaires qui se trouvent rassemblées dans cette belle localité.

On en jugera par la description du nouvel et magnifique établissement thermal.

Considérés dans leur ensemble, les Thermes de Luchon comprennent : 1° des galeries souterraines creusées dans la montagne, dont quelques-unes sont taillées dans le granit. Ces galeries ont servi à poursuivre presque toutes les sources supérieures jusqu'à leur sortie de la roche en place où elles ont été captées avec le plus grand soin; elles présentent un développement d'environ 900 mètres; les sources supérieures s'y trouvent disposées dans l'ordre suivant, en allant du nord au sud : Richard tempérée, Richard supérieure, Azemar, Reine, Bayen, Grotte supérieure, Blanche, Enceinte, Ferras ancienne, Ferras nouvelle, Lachapelle, Bosquet, Sengez, Bordeu, Pré. Ces galeries ont, dans presque toute leur étendue, une hauteur suffisante pour qu'on puisse y promener debout. Elles ont été appropriées, dans une certaine étendue, pour salles d'inhalation et étuves sèches. A l'entrée de la galerie de la Reine se trouve une salle de forme semicirculaire, au milieu de laquelle est disposé un tambour muni d'ouvertures qui peuvent être fermées, soit partiellement, soit en totalité, à l'aide d'un registre mobile qui permet de répandre dans cette salle une quantité variable de vapeurs sulfureuses. La température de l'air s'y élève jusqu'à 46 degrés centigrades quand la vapeur d'eau minérale s'y répand librement. Une petite galerie latérale sert de vestiaire.

2° Quatorze buvettes, situées entre les galeries souterraines et leurs réservoirs, sur un plein pied de 500 mèt. de développement qui sert de promenade aux buveurs.

Ces buvettes sont entretenues par les sources sui-
vantes : Richard supérieure, Richard tempérée, Reine,
Grotte, Blanche, Enceinte, Ferras ancienne, Ferras
nouvelle, Etigny, Bordeu, Pré nº 1, Pré nº 2.

L'eau de la buvette du Pré nº 1 est refroidie par
serpentinage.

3º Dix-neuf réservoirs bien conditionnés reçoivent
l'eau des sources pour l'envoyer dans l'établissement.

Le bâtiment thermal comprend :

1º Une vaste salle de pas-perdus, où l'on entre par
un magnifique portique ; cette salle communique, par
deux belles galeries transversales, avec toutes les parties
des Thermes ; elle se termine par un escalier central
qui conduit aux salles d'inhalation, de pulvérisation,
aux buvettes supérieures, aux réservoirs, à l'étuve et
au humage.

2º Onze salles de bains qui constituent autant de
pavillons isolés. Parmi ces salles, les unes ont leur
voûte très élevée, ce qui amoindrit considérablement
l'altération de l'air par les vapeurs sulfureuses ; les
autres ont des voûtes plus basses et en quelque sorte
déprimées, ce qui favorise l'élévation de température
et l'action de l'acide sulfhydrique sur les malades.

Dans les salles à voûte élevée, il en est qui contien-
nent des cabinets de bains dépourvus de voûtes et recouverts par de simples tentures en coutil ; d'autres ont des
voûtes partielles ; d'autres, enfin, des voûtes complètes.

1.

Dans les salles à voûte déprimée se trouvent des cabinets de bains à voûte surbaissée.

Les eaux sont divisées dans ces salles de telle sorte que chacune d'elles puisse, suivant que l'exige la saison, l'état du ciel ou les indications médicales, être prise avec ou sans buée de vapeur et dans une atmosphère dont la richesse en principes sulfureux est réglée, pour ainsi dire, à volonté.

Les salles nos 1 et 2 reçoivent, d'une part, les sources du Pré, de Bordeu et du Bosquet; d'autre part, celles de Ferras et d'Etigny. La salle no 1 a des cabinets à voûtes pleines et à voutes partielles; ceux de la salle no 2 sont recouverts par des tentures en coutil.

Au centre, et symétriquement par rapport à l'axe des Thermes, sont groupées les salles nos 3, 4, 5 et 6, desservies par les sources de la Reine, de la Grotte, de la Blanche. Chacune de ces salles a un caractère particulier et une destination spéciale; ainsi, les salles nos 3 et 5 sont à voûte déprimée et à cabinets voûtés, tous pourvus de douches diverses de force moyenne; les baignoires sont alimentées par la Reine, la Grotte et la Blanche.

Les salles 4 et 6 sont à voûte élevée avec des cabinets à voûte entière ou partielle. Ces salles sont alimentées par la Reine et la Blanche.

Les salles 7 et 8 étaient destinées dans le principe pour piscines; aujourd'hui on y a placé des baignoires;

plus, dans la salle 7, il y a un cabinet pour la grande douche.

Ces deux salles surbaissées sont alimentées par les sources Richard, la Reine et la Blanche.

Les salles 9 et 11 sont alimentées par les sources Richard ancienne et nouvelle.

La salle nº 10 est entièrement destinée à la grande piscine gymnastique et natatoire.

L'ensemble de l'établissement renferme cent six baignoires en marbre. Toutes ces baignoires reçoivent l'eau, à leur partie inférieure et latérale, par une bague filetée qui permet d'y adapter facultativement des appareils à douches locales mobiles, comprenant toutes les douches locales diverses et les douches d'injection de toute sorte.

3º Cinq grandes douches, douche jumelle, douche écossaise et douche de pression.

4º Deux piscines de douze places chacune, une destinée pour les hommes et l'autre pour les dames.

5º Trois douches ascendantes fixes.

Les eaux sont dirigées du point d'émergence aux réservoirs dans des tuyaux en porcelaine, pour les sources les plus rapprochées, et dans des caniveaux hermétiques en bois injecté. Ces tuyaux ont l'avantage de conserver, mieux que ceux de plomb, la température du liquide minéral.

Toutes les baignoires admettant l'eau par la partie

inférieure, on évite l'introduction d'une quantité notable d'air dans le bain et on empêche la destruction
rapide du sulfure.

Telles sont, en abrégé, les ressources balnéaires
dont on peut disposer à Bagnères-de-Luchon.

Passons maintenant à l'examen des propriétés physiques et chimiques des eaux de cette localité.

Les sources minérales que possède la commune de
Bagnères-de-Luchon sont fort nombreuses ; on peut
les diviser comme il suit :

1° Eaux sulfureuses ;

2° Eaux salines, sulfureuses dégénérées ;

3° Eaux ferrugineuses.

Propriétés physiques et chimiques des eaux de Bagnères-de-Luchon, d'après M. Filhol.

Ces eaux sont limpides, incolores ; elles exhalent une
odeur d'œufs couvés ; leur saveur est franchement
hépatique, leur densité est un peu plus forte que celle
de l'eau distillée. Ces eaux laissent dégager à leurs
griffons une quantité assez notable d'azote. On trouve
dans les conduits de quelques-unes d'entre elles (Sengez,
Bosquet) des dépôts abondants de glairine, tantôt colo-
rée en noir par un peu de sulfure de fer, tantôt gri-
sâtre et translucide ; dans d'autres, des filaments de

sulfuraire d'une belle blancheur. Quelques-unes de ces sources (Pré n° 1, Bordeu n° 1, Reine, Grotte supérieure, Richard supérieure) dégagent une quantité assez notable d'acide sulfhydrique. Cet acide, étant décomposé par l'air dans certains points, produit de l'eau et des dépôts de soufre qu'on remarque à la partie supérieure des conduits ou les voûtes des réservoirs, dans des endroits que le niveau de l'eau sulfureuse n'atteint jamais. Les portions de roche qui sont dans les galeries souterraines où coulent les sources étant soumises à l'action de l'air, de l'acide sulfhydrique et de la vapeur d'eau à une température élevée, sont vivement attaquées par les vapeurs et se couvrent d'efflorescences crystallines.

Les eaux de Bagnères-de-Luchon ramènent au bleu la teinture de tournesol rougie; elles verdissent le sirop de violette et précipitent en noir les solutions des sels de plomb, d'argent, etc.

L'alcalinité de ces eaux paraît être due, d'après M. Filhol, presque en entier au sulfure alcalin; si, en effet, on les désulfure par le sulfure de plomb (qui n'a pas d'action sur le carbonate ou le silicate de soude), la liqueur filtrée ne ramène que très lentement au bleu le papier de tournesol rougi (1).

_____

(1) Pour avoir l'ensemble des caractères physiques et chimiques, voir l'ouvrage de M. Filhol.

ANALYSE QUANTITATIVE.

Il résulte des expériences ingénieuses et savantes de M. Filhol que les éléments variés qui entrent dans la composition des eaux sulfureuses de Luchon sont :

Des sulfures,
Des traces d'acide sulfhydrique,
Des sulfates,
Des traces de sulfites et d'hyposulfites,
Des chlorures,
Des traces d'iodures,
De l'acide sulfurique,
Des silicates solubles,
Des silicates insolubles,
Des carbonates,
Des phosphates,
Des sels solubles de chaux,
Des sels de magnésie,
Des traces de fer,
— de manganèse,
— de cuivre,
— d'alumine,
— de potasse,
Une matière organique,
De l'oxigène,
De l'azote.

ANALYSE QUANTITATIVE.

D'après les recherches de M. Filhol, les proportions des divers éléments qui composent les eaux sulfureuses de Bagnères-de-Luchon éprouvent de légères variations dans l'année.

Relativement à la minéralisation des eaux sulfureuses, tous les chimistes admettent aujourd'hui, d'après les expériences péremptoires de M. Filhol, que le soufre s'y trouve à l'état de monosulfure de sodium et non à celui d'un sulfhydrate.

Après avoir analysé l'eau des sources de Bagnères-de-Luchon, mise à son point d'émergence, ce savant chimiste s'est occupé de la composition de l'eau minérale prise sur les lieux d'emploi, ce qui, on le comprend, est de la plus haute importance pour le médecin.

Ce chimiste consacre un temps fort considérable à l'examen de l'eau prise aux buvettes, au cabinet des douches, dans les baignoires, dans les piscines, etc.

Pour avoir des données étendues et précises, voir l'ouvrage de M. Filhol (1).

Nous nous bornons à décrire ici les noms des sources qui arrivent sans mélange sur les lieux d'emploi et la manière dont les autres sources sont associées

(1) *Recherches sur les Eaux minérales des Pyrénées.*

avant de parvenir aux douches, cabinets de bains, etc.

Les sources qui arrivent sans mélange au robinet des baignoires sont : la Reine, la Grotte, Richard. La source Blanche est tempérée, dès sa sortie du rocher, par une quantité d'eau froide suffisante pour que sa température s'abaisse jusqu'à 38 ou 39 degrés centigrades. L'eau Froide, qui est riche en oxigène et en silice, favorise le blanchiment. L'ancienne source Blanche était formée par un filet de la Reine qui se mêlait avec un filet d'eau Froide. On n'a fait qu'imiter la nature.

Les sources Ferras ancienne, Ferras nouvelle et de l'Enceinte, sont mêlées et constituent le bain Ferras.

Le mélange des sources Richard supérieure et d'Azemar a lieu dans les galeries souterraines, et parvient à la buvette et aux baignoires sous le nom de Richard supérieure ou de Richard nouvelle.

Le mélange des nos 1, 2, 3 et 4 de Bordeu avec les nos 1, 2 et 3 du Pré constitue le bain Bordeu.

Les sources du Bosquet, réunies à la source Lachapelle, constituent le bain Bosquet.

Les sources d'Etigny nos 1 et 2 constituent le bain d'Etigny.

Le même cabinet recevant l'eau de plusieurs sources minérales ou plusieurs des mélanges que nous venons d'indiquer, le médecin peut y faire varier la composition du bain dans des limites très étendues; ainsi il peut administrer à ses malades :

Un mélange de Reine et Froide ;

—   Reine et Blanche ;

—   Reine , Blanche et Froide ;

—   Grotte et Froide ;

—   Reine , Grotte et Froide ;

—   Reine , Blanche , Grotte et Froide ;

—   Richard inférieure et Froide ;

—   Richard inférieure , Richard supérieure et Froide ;

—   Bosquet et Froide ;

—   Bordeü et Froide ;

—   Bordeu , Bosquet et Froide ;

—   Etigny et Froide ;

—   Ferras et d'Etigny.

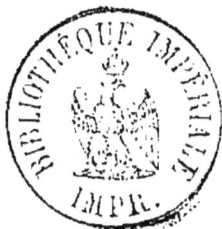

DE L'INSPECTORAT DE LUCHON

C'est en 1761 que l'intendant d'Etigny nomma Campardon, de Masseube, chirurgien major de l'hôpital de Luchon, et Barrié, médecin à Saint-Béat, fut nommé inspecteur des Thermes.

Campardon étant mort en 1781, Barrié le remplaça et réunit ainsi les fonctions de chirurgien de l'hôpital à celles de médecin inspecteur. Il continua ce double service jusqu'à sa mort, arrivée en 1792.

La Révolution de 1789 était survenue. On ne s'occupa pas, pendant cette grande époque de troubles civils et de guerres, de nommer des successeurs à ces deux médecins. Barrié (Jean-André), fils du précédent, succéda de fait à son père, dont il avait, du reste, été reconnu le survivancier. En 1798, la municipalité de Luchon nomma le docteur Sengez, médecin très distingué, inspecteur des eaux avec des appointements de 600 fr., à la condition qu'il résiderait toute l'année à Luchon ; mais, en 1800, en vertu de l'arrêté du 3 floréal an VIII (23 avril 1800), touchant la réorganisation du service des eaux, Barrié (Jean-André) fut nommé officiellement médecin inspecteur. Le docteur

Sengez, découragé, quitta plus tard Luchon et fut se
fixer à Saint-Gaudens, où il mourut.

En 1819, Barrié (André), se faisant vieux, fit nommer son fils Barrié (Marie-Nestor) inspecteur adjoint,
et le 31 décembre 1827, Barrié (André) fut nommé inspecteur honoraire, et son fils Nestor inspecteur titulaire.

Lors de la Révolution de 1848, M. Recurt, ministre
de l'intérieur, nomma son ami le docteur Pointis de
Balesta médecin inspecteur des Thermes de Luchon,
en remplacement de Barrié (Nestor), révoqué. Celui-ci
fut rétabli l'année suivante dans ses titres et fonctions.

En 1860, M. Barrié (Nestor), dangereusement malade, donna sa démission en faveur de son fils Barrié
(Jacques-André), inspecteur adjoint; mais M. le docteur Lambron, de Levroux, après avoir exercé la médecine pendant douze ans dans cette localité, où il avait
pu se convaincre que nul n'est prophète dans son pays,
ce docteur, dis-je, médecin consultant à Luchon depuis
huit ans, se fit nommer inspecteur. Nous reviendrons
bientôt sur cette nomination.

Les inspecteurs adjoints étaient désignés, dans l'ori-
gine de l'inspectorat, de *survivanciers*. Les Barrié, de
père en fils, ont successivement été nommés à cette
fonction. En 1830, le docteur Bergasse-Larizoule fut
nommé inspecteur adjoint par M. Guizot, alors ministre du commerce. Ce sous-inspecteur n'a jamais paru
à Luchon; il mourut en 1849.

A sa mort, le docteur Pégot, médecin consultant à Luchon depuis cinq ans, demanda le titre d'inspecteur adjoint; il allait être nommé lorsqu'on fit surgir la candidature du docteur Fontan, qui, comme il l'a écrit plus tard dans son livre, ne se présentait que pour conserver cette place au fils de l'inspecteur, Barrié (Jacques-André), alors étudiant en médecine.

Une lutte violente étant survenue entre les protecteurs du docteur Fontan et du docteur Pégot, le ministre du commerce, M. le sénateur Dumas, membre de l'Institut, pour couper court à tous ces débats, supprima cette fonction par arrêté du 4 mars 1850. C'est ce que voulait et désirait la famille de l'inspecteur, afin de donner le temps à Barrié (Jacques-André) de se faire recevoir docteur (sic).

Le 15 mars 1853, M. le baron Chapuis de Montlaville, préfet de la Haute-Garonne, en vertu des pouvoirs que lui conférait le décret de décentralisation du 2 mars 1852, nomma inspecteur adjoint des Thermes de Luchon M. Berger, neveu du préfet de la Seine.

Ce jeune docteur de la Faculté de Montpellier vint passer deux saisons à Luchon; s'étant découragé, il donna tacitement et conventionnellement sa démission, et, le 1er septembre 1854, M. Barrié (Jacques-André) fut nommé sous-inspecteur par M. Migneret, préfet, en remplacement de M. Berger, démissionnaire.

En 1860, M. Lambron obtint d'être nommé deuxième

inspecteur adjoint, malgré une vive résistance de la famille de l'inspecteur et de l'autorité locale. L'année suivante, ainsi que nous l'avons raconté, cet ingénieux docteur fut nommé inspecteur titulaire, malgré les droits et les titres noblement acquis des docteurs Fontan et Pégot, tous deux enfants du pays, et qui, l'un et l'autre, ont tant contribué, par leurs écrits sérieux, à vulgariser les eaux de Luchon.

La commission médicale du comité consultatif d'hygiène publique, après avoir discuté les titres des candidats, avait porté en première ligne le docteur Fontan; c'était justice. Mais huit jours après, à la réunion générale de tout le comité, M. Lambron obtint une majorité composée d'hommes étrangers à la science médicale. C'est la première fois que la présentation faite par la commission médicale du comité d'hygiène ne fut pas acceptée.

Achevons d'édifier le lecteur en racontant ce qui vient de se passer pour la nomination récente du nouvel inspecteur adjoint, M. Dulac.

Par suite de la mort, arrivée en août 1861, du docteur de Villers, nommé inspecteur adjoint en remplacement de M. Lambron, le docteur Pégot consentit à se porter candidat.

La présentation ne devait avoir lieu qu'au mois d'avril 1862; c'était rationnel. Mais, contrairement à tous les précédents, on obtint que le comité d'hygiène fût convoqué en novembre 1861 pour faire la présentation des candidats au ministre du commerce.

Le comité d'hygiène, après avoir discuté les titres des candidats à la place de médecin inspecteur adjoint, ainsi qu'il est dit dans le rapport, composa la liste (*horresco referens*) ainsi qu'il suit :

MM. Dulac, en première ligne ;
    Pégot, en deuxième ligne ;
    Bramel, en troisième ligne.

Or, voici les titres des candidats :

Dr Dulac (1re ligne).

Titres.

Docteur en médecine, ancien interne des hôpitaux de Toulouse, attaché à l'hôpital thermal comme résidant à Luchon, où il exerce depuis huit ans ; médecin du bureau de bienfaisance, de la douane et suppléant du juge de paix.

Candidature recommandée par M. le préfet de la Haute-Garonne.

Dr Pégot (2e ligne).

Titres.

Docteur en médecine de la Faculté de Paris, chevalier de la Légion-d'Honneur, médecin titulaire de l'hôpital thermal de Luchon, professeur à l'Ecole de Médecine de Toulouse, ex-médecin adjoint de l'Hôtel-Dieu de cette ville, ancien interne des hôpitaux civils de Paris, lauréat de l'Académie impériale de Médecine de Paris, membre et lauréat de l'Ecole pratique de Paris, exerce à Luchon depuis dix-huit ans, membre de plusieurs Sociétés savantes.

Auteur de plusieurs Mémoires relatifs à la médecine et à la chirurgie, et, en outre, d'un travail très important intitulé : *Essai clinique sur l'action des eaux sulfureuses de Luchon, dans les accidents consécutifs de la syphilis*, ouvrage couronné par l'Académie impériale de Médecine de Paris (1856).

De semblables présentations et nominations n'ont pas besoin de commentaires. Faut-il s'en étonner ?

Non, non; il vaut infiniment mieux en appeler au *risum teneatis* de l'art poétique d'Horace. Mais que penser des droits et des titres qui font arriver à l'inspectorat?

Le public croyait que le titre de médecin inspecteur était la récompense de grands services rendus à la science et à l'humanité; cela devrait être, et dans ce cas le titre de médecin inspecteur serait une garantie; mais s'il faut en juger par ce qui vient de se passer à Luchon, il est permis de penser et de croire qu'on peut mettre à l'écart des noms scientifiques, pour donner la préférence à des médiocrités médicales.

Indocti discant et ament meminisse periti.

Du reste, puisque nous en sommes encore à l'histoire de l'inspectorat, nous pensons que cette institution touche à sa fin, qu'elle n'a plus sa raison d'être. Tout récemment, à l'Académie impériale de Médecine, un illustre professeur a attaqué vivement MM. les inspecteurs des eaux. Espérons que sous le règne de Napoléon III, ennemi des priviléges inutiles, le titre de médecin inspecteur d'un établissement thermal important sera avantageusement remplacé, dans l'intérêt général, par un directeur pris parmi les fonctionnaires du civil ou parmi les officiers mutilés sur nos glorieux champs de bataille, et qui, infiniment mieux qu'un médecin, fera respecter et exécuter les règlements. C'est à désirer ; l'opinion publique applaudira (1).

En attendant, énumérons les attributions du médecin inspecteur. Dans le principe, il disposait des heures des bains. Ce privilége n'existe plus ; il y a dans l'établissement un bureau spécial où chacun s'inscrit ; c'est d'après le numéro d'ordre qu'on obtient l'heure des bains, sans distinction aucune. Tous les médecins, sans exception, ont les mêmes droits de faire exécuter leurs prescriptions à l'établissement thermal.

Le médecin inspecteur reçoit 1,000 fr.; il est chargé de soigner les indigents, de la surveillance de l'établissement thermal, de faire exécuter le règlement, d'empêcher les abus, etc., etc., et, tous les ans, d'envoyer au ministre du commerce un rapport sur le résultat de la saison thermale ; inutile de faire remarquer le peu de cas qu'on fait à l'Académie de Médecine de ces sortes de rapports.

---

(1) A Aix, en Savoie, avant que cette province fût réunie à la France, on avait supprimé le titre d'inspecteur, bien que celui qui le portait alors s'appelât d'Espine (Marc), médecin hors ligne.

Chaque médecin de cette localité thermale présidait à son tour pendant une année, surveillait l'établissement et soignait les indigents. A la fin de l'année, il faisait un rapport qu'il soumettait à la discussion de ses confrères.

HOPITAL THERMAL

Lorsque l'intendant d'Etigny nomma Campardon chirurgien major de l'hôpital et Barrié médecin, il existait à Luchon un établissement très imparfait où les indigents étaient mal logés et couchés dans de mauvais lits. C'était simplement une maison de charité où les malades étaient obligés de se préparer les aliments. Cet hospice, tel qu'il était, rendait de grands services à la classe indigente.

Lors de la construction de l'établissement thermal, sous l'intendant Lachapelle, en 1784, on démolit l'hôpital. A partir de ce moment, les malheureux qui venaient à Luchon pour y faire usage des eaux se logeaient comme ils pouvaient, dans des granges ou des écuries, et vivaient d'aumônes.

Bien que, dans plusieurs circonstances, on ait demandé la reconstruction d'un hôpital, les indigents ont continué, depuis 1784 jusqu'en 1856, d'en être privés.

Touchée de ces infortunes, une sainte fille, Mlle Cécile de Laprade, de Limoges, qui était venue à Luchon et qui s'était bien trouvée de l'usage des eaux, légua une somme de 10,000 fr. pour faire construire et meubler

1..

un établissement charitable destiné aux indigents qui viennent dans cette localité thermale pour y faire usage des eaux.

Ce legs était insuffisant pour atteindre le noble et charitable but que s'était proposé cette généreuse testatrice. Mais M. Vidaillet, curé de Luchon, doué d'une grande charité et d'une infatigable persévérance, prit à cœur de conduire à bonne fin cette œuvre philanthropique et pieuse. M. Tron (Charles), maire, et le conseil municipal s'unirent à lui, et, au moyen de subventions de la commune, du département, de l'Etat, au moyen de quêtes et d'une loterie, etc., on parvint à réunir une somme suffisante pour acheter, moyennant 42,000 fr., la vaste maison que feu le docteur Barrau avait fait construire au centre de la ville, au milieu d'un grand jardin, ayant vue sur le port de Vénasque.

En 1856, le 10 juillet, M. le curé bénit solennellement cet asile charitable, en présence de M. West, préfet de la Haute-Garonne; de M. Tron, maire; du conseil municipal, des médecins de l'hôpital, des sœurs, des notabilités de Luchon et d'un grand nombre d'étrangers qui, tous, s'empressèrent de déposer leur offrande.

C'est ainsi que fut inauguré l'hôpital thermal actuel, composé de trente lits très confortables.

Les sœurs de Saint-Vincent-de-Paul sont chargées

du service de l'hôpital. L'univers sait comment ces saintes filles remplissent leur mission auprès des malheureux.

Cet hôpital naissant fonctionne admirablement; les malades y trouvent tout le confortable possible; rien n'est négligé : bonne nourriture, propreté et soins assidus.

Cet asile charitable est destiné aux malades pauvres des deux sexes, n'importe le pays, qui ont besoin de faire usage des eaux thermales de Luchon.

On paie 1 fr. 25 c. par jour pour les malades du département de la Haute-Garonne, et 1 fr. 50 c. pour tous les autres.

L'hôpital est ouvert depuis le 15 mai jusqu'au 15 octobre.

M. le docteur Pégot en est le médecin titulaire. M. Dulac est attaché à l'hôpital comme résidant à Luchon; il a succédé au docteur Spont, jeune médecin très distingué, mort à la fleur de son âge, entouré de l'estime de tous.

L'hôpital actuel est insuffisant; mais on ne tardera pas de le voir considérablement agrandi et bien approprié aux besoins des malades. M. Chambert, l'habile architecte de l'établissement thermal, a été chargé de faire un projet; nous en avons vu les plans et nous déclarons que cette nouvelle construction fera honneur à l'architecte. Espérons que ce projet sera bientôt mis à exécution.

Bien que l'utilité d'un hôpital thermal n'ait pas besoin d'être démontrée, toutefois, en attendant que M. le professeur Pégot, médecin de l'hôpital, publie son grand ouvrage clinique, nous allons très succinctement citer deux observations très intéressantes qui se trouveront *in extenso* et commentées scientifiquement dans l'ouvrage de ce médecin.

PREMIÈRE OBSERVATION.

Vers la fin de juillet, quelques jours après l'inauguration de l'hôpital, un homme de Martres-Tolosanes, âgé de trente-six ans, fut acculé contre un mur par un timon de charrette attelée d'un cheval. La compression fut si forte que quatre côtes de la partie antérieure et postérieure de la poitrine furent littéralement broyées. Le blessé tomba expirant. Cet accident arriva dans une rue étroite, non loin de l'église. Le docteur Chapelon, qui se trouvait près de l'accident, courut auprès du blessé; mais, ayant jugé le cas mortel, il envoya chercher un prêtre pour l'extrémoncier. C'est M. le curé qui lui administra les secours de la religion. Ensuite on transporta le blessé à l'hôpital, où le docteur Pégot se rendit immédiatement. Ayant constaté les désordres, il partagea les craintes de son confrère sur la gravité de l'accident. Toutefois, afin de ranimer les forces du blessé, il lui fit prendre du café à l'eau et du bon vin d'Espagne. Il appliqua un bandage serré autour de la poitrine et donna des ordres impératifs d'entretenir constamment, sur la partie antérieure de la poitrine, des compresses humectées avec de l'eau glacée, ce qui fut exécuté très rigoureusement. De temps en temps, on faisait avaler au malade un petit glaçon.

On s'attendait d'un moment à l'autre de voir survenir une hémorrhagie mortelle, tant le poumon avait été comprimé. Il n'en fut rien. On continua de donner des bouillons froids et du vin de Bordeaux, et d'entretenir sur la poitrine de l'eau très froide, en irrigation.

Les forces du malade se raniment ; un travail organisateur s'opère dans les contusions et dans les côtes fracturées.

Le cinquième jour de l'accident, le docteur Pégot leva l'appareil ; la peau du dos était gangrenée dans une grande étendue. Un pansement méthodique fut fait ; enfin, après des péripéties de toute sorte, cet homme a pu sortir de l'hôpital trente-cinq jours après son accident ; il se rendit dans sa famille, où il consolida sa guérison.

Les côtes se sont soudées en *mic-mac* comme du macadam. Voilà six ans depuis l'accident ; cet homme se porte à merveille et n'éprouve aucune gêne pour la respiration.

Certes, voilà un fait très extraordinaire ; aussi le

1...

docteur Pégot, dans l'observation qu'il publiera avec détails, rappelle les simples et sublimes paroles d'Ambroise Parè : *Je le pansan, Dieu le garit*. En effet, cette guérison tient du miracle. Eh bien, il faut le reconnaître, s'il n'y avait pas eu un hôpital à Luchon, ce blessé eût infailliblement succombé ; nulle part il n'aurait reçu les soins dont il y fut entouré.

Le docteur Pégot nous a raconté qu'il se rendait auprès de lui huit à dix fois par jour, bien qu'au fort de la saison, et les malades convalescents de l'hôpital étaient tour-à-tour en permanence auprès du blessé, lui prodiguant leurs soins.

A ce fait intéressant qui fait ressortir les bienfaits d'un asile charitable, racontons le suivant qui, lui aussi, est palpitant d'intérêt :

DEUXIÈME OBSERVATION.

Le 7 juillet 1861 arriva à Luchon un enfant âgé de seize ans, orphelin, nommé Fauconnet (Ambroise), de Rochefort, atteint d'une affection cruelle et hideuse : une dartre rongeante à la face, ce qu'on nomme *lupus* ou bien *estiomen*.

(*Historique*). — Après la mort de mon père et de ma mère, j'entrai dans la marine comme mousse. Ayant fait deux voyages en mer, je fus atteint, à l'âge de douze ans, de l'affection qui me dévore la face (telle est son

expression). On me fit entrer à l'hôpital de Rochefort ;
après un séjour de plus d'une année, on m'envoya à
l'hôpital Saint-Louis, de Paris, où pendant quinze mois
j'ai suivi des traitements divers qui amenèrent une
légère amélioration. On me renvoya à l'hôpital de
Rochefort.

Ayant entendu raconter que de semblables affections
avaient été guéries par l'usage des eaux sulfureuses de
Bagnères-de-Luchon, je suppliai qu'on m'envoyât à
l'hôpital de cette localité thermale.

M. le préfet m'accorda un secours de route de 15 c.
par lieue. C'est, nanti de ce papier, armé d'un bâton,
ayant 2 fr. dans ma bourse, que je pris le chemin des
Pyrénées.

Après quatorze jours de marche, il arriva à Luchon
exténué de fatigue. Ce pauvre enfant avait été obligé
de coucher dans des granges ou des écuries ; on refu-
sait de lui donner un lit à cause de son affreuse maladie ; trois fois seulement il rencontra des hôtelleries
où, par charité, on lui donna à coucher. Enfin, arrivé
à Luchon, il se rendit à l'hôpital à six heures du
matin. Les sœurs, en le voyant, s'empressèrent de lui
donner un bon potage ; il en avait été privé pendant
toute la route. Par une erreur de l'administration de
bienfaisance de Rochefort, qui croyait que l'hôpital
de Luchon était gratuit, cet enfant était parti sans pa-
piers et sans argent.

Vers sept heures, selon son habitude, le docteur Pégot arrive pour faire sa visite du matin; les sœurs lui présentèrent ce jeune enfant. Après l'avoir examiné, le médecin le déclara admissible (d'urgence); on en informa M. le maire, qui autorisa son admission. Une difficulté se présenta : il n'y a pas de chambre isolée à l'hôpital; on craignit, avec juste raison, de contrarier les autres malades en faisant coucher dans la même salle ce pauvre malheureux; pour lors, la sœur supérieure s'adressa aux propriétaires des maisons voisines pour loger, en payant, Fauconnet (Ambroise); refus unanime. En présence de cet état de choses, la sœur décida qu'un lit serait mis tous les soirs dans la salle d'école des jeunes filles; tous les matins, avant le jour, Ambroise se rendait à l'établissement thermal pour prendre le bain, douches, etc., afin de n'être pas vu.

Dans la journée, il tenait sa figure recouverte d'un foulard qu'on lui donna; on ne lui voyait que les yeux.

Le docteur Pégot avait à cette époque pour cliente Mme Pelletrau, de Rochefort, dont le mari est un officier supérieur de la marine impériale; il fit part à cette charitable dame de l'arrivée du jeune Ambroise et de sa position. Mme Pelletrau écrivit aussitôt à M. le maire de Rochefort; celui-ci s'empressa de lui répondre que, par le même courrier, il écrivait à M. le maire de Luchon pour l'informer qu'on paierait, pour le jeune Ambroise, jusqu'à la fin de septembre.

On l'a dit, la Providence n'abandonne jamais ses enfants. La fin de septembre arrivait; se trouvant infiniment mieux, le jeune Ambroise regrettait de quitter l'hôpital, lorsque Son Excellence M. Fould arriva dans cette localité.

Après avoir visité l'église de Luchon, M. Fould, accompagné de M. le curé, de M. Tron et du docteur Pégot, son médecin, se rendit à l'hôpital thermal où, après s'être informé des besoins de cet asile charitable, il aperçut le jeune Ambroise ayant la face entièrement recouverte. Son Excellence en demanda le motif au docteur Pégot; celui-ci lui raconta le fait, ajoutant: J'espère, avec le concours de nos eaux, arrêter les ravages de cette cruelle maladie.

Le lendemain de cette visite, M. Fould, en quittant Luchon, remit 100 fr. au docteur pour faire habiller le jeune Ambroise et le chargea de dire à M. Tron qu'il paierait la pension de cet enfant jusqu'à sa guérison. Grâce à cette libéralité, Ambroise a pu passer l'hiver à l'hôpital de Luchon, où il est dans ce moment (juin 1862) et où il restera jusqu'à la fin de la saison.

Ainsi que l'avait prévu le médecin, l'usage prolongé des eaux sulfureuses a produit une amélioration extraordinaire; il est permis aujourd'hui de compter sur une guérison radicale et prochaine.

Pendant la saison d'hiver, les sœurs lui ont appris à lire et à écrire, deux bienfaits qu'Ambroise aura à ajouter à la reconnaissance qu'il doit à la mémoire de la fondatrice de l'hôpital de Luchon, à Cécile de Laprade.

CONSIDÉRATIONS HYGIÉNIQUES ET BALNÉAIRES

On a beaucoup écrit, et il y aurait encore beaucoup à dire, sur l'application des principes de l'hygiène durant le séjour des malades dans les établissements thermaux. C'est un sujet d'une grande importance que les traités généraux sur les eaux minérales n'ont point épuisé et qui mériterait d'être développé d'une manière toute spéciale. Dans les considérations où nous allons entrer, nous présenterons d'une manière toute spéciale ce qu'il est utile que les malades connaissent pendant leur séjour à Bagnères-de-Luchon, afin qu'ils puissent tirer le plus d'avantages possibles de l'usage des eaux, et se préserver surtout des accidents que peut entraîner l'oubli des précautions hygiéniques.

L'usage, d'accord en cela avec le raisonnement et l'observation, a prononcé sur l'époque de l'année où il convient de se soumettre à un traitement thermal ; on ne fréquente les sources minérales que dans les mois les plus chauds.

Il y a cependant à cet égard des différences notables entre les établissements. Ainsi, à Bagnères-de-Luchon, on peut sans crainte se soumettre au traitement thermal à partir du 15 mai au 15 octobre; à la rigueur, on pourrait y passer l'hiver, en s'entourant, toutefois, de certaines précautions.

C'est une pratique peu raisonnable que de commencer le traitement par les eaux au sortir de la voiture, ou le jour même de l'arrivée dans un établissement thermal. Ce qui convient, c'est de se reposer au moins un jour pour donner à l'organisme le temps de s'habituer aux nouvelles conditions de la vie. S'il n'y a pas de contre-indications, on fera bien de prendre un bain tempéré émollient amidonné ou à l'eau de son, afin de calmer l'éréthisme passager que les privations de sommeil, si on a passé la nuit en voiture, que les aliments plus ou moins excitants dont on a fait usage pendant le trajet auront provoqué. Dans cet état, il y a imprudence de commencer immédiatement l'usage des eaux sulfureuses. Pour se presser trop, on s'exposerait ainsi à perdre du temps.

Le climat de Luchon est comme celui de toutes les vallées entourées de hautes montagnes. Il est sujet à des variations considérables de température dans une même journée, surtout quand il y a instabilité dans le temps et que les brouillards envahissent le sommet et le flanc des montagnes. L'air, pour lors, est froid et humide. De cette remarque importante, il ressort nécessairement le précepte qu'il faut se pourvoir de vêtements chauds quand on vient s'y soumettre au traitement thermal. Cette précaution y est d'autant plus nécessaire que l'action puissamment sudorifique des eaux administrées en bains, douches, etc., rend le corps, et particulièrement l'organe cutané, plus susceptible de recevoir l'impression du froid et de la fraîcheur humide, et que cette réaction se trouve alors plus sensible pour le malade et par conséquent plus dangereuse.

Quand les journées seront très chaudes, on pourra se contenter de vêtements légers; mais, quand le soir approchera, on devra avoir grand soin de les remplacer par d'autres plus propres à préserver de la fraîcheur et de l'humidité; même précaution pour les matinées.

S'il est important de se soumettre aux lois de l'hygiène, relativement à l'usage des aliments et des boissons pendant le traitement d'une maladie chronique, l'observation de ce précepte devient plus nécessaire encore quand on use d'une eau minérale sulfureuse, soit à l'intérieur, soit à l'extérieur. L'action excitante de ce traitement demande presque toujours une surveillance plus suivie du régime, et bien souvent le manque de prudence et de docilité à l'égard de l'alimentation détruit les bons effets qu'on peut en attendre, ou du moins s'oppose à ce qu'ils puissent se manifester complètement. Il y a donc sur ce point des règles qu'on ne peut enfreindre sans inconvénient,

c'est-à-dire sans commettre une véritable imprudence.

Ce qu'il importe d'observer, c'est que la quantité
d'aliments soit relative à la puissance digestive de
l'estomac.

En arrivant dans les montagnes, l'appétit, loin de
diminuer, ne fait que s'accroître et ne tarde pas à se
faire sentir avec beaucoup d'énergie sous l'influence de
l'eau minérale. Dans ce cas, qui est le plus général, il
devient évident qu'il faut augmenter la nourriture en
raison de la sollicitation déterminée par la plus grande
activité des organes digestifs. La seule règle à suivre
en semblable circonstance, c'est de ne pas aller jusqu'à satisfaire complètement son appétit, et surtout de
ne le dépasser jamais; car alors les digestions deviennent pénibles, et toutes les fonctions sont troublées,
ce qui s'oppose à l'action régulière du traitement thermal, lequel, dans ce cas, peut même donner lieu à
des accidents plus ou moins graves. Il faut prendre
garde de ne pas confondre l'envie de manger, le besoin
factice d'aliments, avec la faim ou seulement l'appétit.
En général, les tables d'hôtes où se nourrissent les
malades sont couvertes d'une grande variété de mets;
si l'on mange de tout, quoiqu'en petite quantité, il
peut arriver qu'on finisse involontairement par dépasser la somme totale de substance alimentaire que l'estomac peut supporter.

Ce n'est pas qu'il faille proscrire la variété d'aliments ; cette variété même fait qu'on mange chacun d'eux avec plus de plaisir. Or, on sait que ce qui est agréable à l'organe du goût, de même qu'à celui de l'odorat, se digère mieux.

Le parti le plus sage, en cela comme en toutes choses, c'est de prendre la règle moyenne.

Quant à la nature des aliments, ce qui convient le plus généralement, c'est le mélange des viandes avec des aliments tirés du règne végétal. Les physiologistes sont d'accord, en effet, pour reconnaître que cette double alimentation est celle indiquée par la conformation de nos organes comme par l'observation de tous les temps.

A Bagnères-de-Luchon, il y a des médecins qui proscrivent d'une manière absolue les fruits, la salade et autres aliments végétaux qui n'ont point subi l'influence du feu. Cette sévérité nous paraît étrange. Les docteurs Fontan, Pégot et Chapelon partagent aussi notre opinion. Des fruits rafraîchissants et bien mûrs, comme les cerises, les fraises (1), par exemple,

---

(1) Relativement aux fraises, on a imprimé dans un ouvrage que l'usage de ces fruits, quoique bien mûrs, contrariait l'action des eaux, même prises au repas du soir, c'est-à-dire plusieurs heures après l'ingestion de l'eau sulfureuse. *Cette proscription est absurde.* C'est méconnaître les lois de la digestion et de l'absorption.

peuvent être associés à d'autres aliments, particulièrement lorsque les chaleurs sont excessives. Il faut seulement observer de n'en manger qu'une quantité
modérée, et de n'en pas faire usage dans quelques circonstances accidentelles où l'estomac les supporte mal ;
il faut aussi avoir égard aux dispositions individuelles,
à ce qu'on nomme les idiosyncrasies des malades.

Tel supporte parfaitement le laitage, tel autre la
salade et les fruits ; il en est, au contraire, qui ne peuvent boire la plus petite quantité de lait sans s'exposer
à des pesanteurs d'estomac et même à la diarrhée ;
d'autres qui ne peuvent manger un seul fruit sans que
leur digestion soit troublée. On ne peut donc établir
des règles fixes à cet égard ; c'est au malade à se gui-
der lui-même d'après ses propres observations.

Un des préceptes les plus importants relativement
au régime alimentaire, c'est de ne pas rompre complètement avec ses habitudes, quand on se soumet à
l'usage des eaux minérales. Rien ne serait plus dange-
reux qu'une telle erreur dans la direction hygiénique.

Nos habitudes établissent, en effet, des nécessités.
Sans doute, il est utile de parer quelque peu à l'action
excitante du traitement thermal par un régime plus
raffraîchissant que d'ordinaire : il est sage de se priver
d'aliments fortement excitants, de ragoûts très épicés,
de viandes salées et surtout de boissons alcooliques ;
se contenter de boire du vin mitigé avec de l'eau, et, si

on en a l'habitude, de continuer de prendre son café un peu affaibli. Tout ceci est dit en général; les exceptions seront appréciées par un bon médecin.

Un point essentiel en fait de régime est de régler ses repas.

L'exercice est un des plus puissants auxiliaires du traitement thermal. Les promenades faites par un temps convenable et aux heures de la journée où les malades ne sont pas exposés à l'action du froid et de l'humidité, seront donc regardées, par ceux qui pourront s'y livrer, non-seulement comme favorables, mais encore comme nécessaires. La durée de ces promenades sera toujours relative aux forces du baigneur; la règle essentielle à suivre, c'est qu'elles ne soient jamais poussées jusqu'à déterminer une fatigue réelle. Les courses à pied seront donc de courte durée. Se méfier à cet égard des distances trompeuses qu'on parcourt dans les montagnes; ne pas oublier que s'il y a un aller il y a aussi le retour.

Les promenades en voiture ou à cheval n'ont plus le même inconvénient et sont généralement très avantageuses, soit par le plaisir qu'éprouve le malade à parcourir des lieux qu'il ne connaît pas, soit par l'effet de la secousse continuelle imprimée à l'organisme par le véhicule ou la monture qui le transporte. Relativement aux courses à cheval, il en est à Luchon qui sont fort longues et pénibles; il ne faut les entreprendre qu'étant bien portant. User, mais n'abuser jamais, c'est en toutes choses le précepte du sage.

Le repos du lit et le sommeil, destinés à réparer les forces dépensées par la fatigue du jour et à calmer aussi l'excitation cérébrale qui résulte des occupations du malade et de ses rapports de société, lui sont plus nécessaires pendant le traitement thermal que dans son état ordinaire de vie, puisque l'exercice physique et l'exercice intellectuel des eaux vient augmenter encore l'état d'éréthisme qui en résulte.

Se coucher de bonne heure et se lever bon matin est la règle que doivent suivre les malades qui tiennent plus à leur santé qu'à leurs plaisirs. La réparation des forces et la cessation de l'éréthisme intellectuel, ne s'opèrent que d'une manière incomplète quand on prolonge le jour jusqu'au milieu de la nuit.

Autant que possible suivre le conseil donné par le spirituel Alibert, dont voici textuellement les paroles :

« Quand vous arrivez aux eaux minérales, faites » comme si vous entriez dans le temple d'Esculape : » laissez à la porte toutes les passions qui ont agité » votre âme, toutes les affaires qui ont si longtemps » tourmenté votre esprit. »

Quoique les soucis et les peines du cœur soient une complication fâcheuse quand on vient user des eaux minérales, nous ne dirons pas aux malades qui arrivent : Oubliez les affaires qui vous préoccupent ; ne

vous inquiétez plus de ceux que vous aimez, éteignez
les passions qui brûlent et dévorent votre vie. Ce serait
inutile, paroles jetées au vent que tout cela et pas autre
chose. Ce que nous leur dirons est bien simple et bien
raisonnable : Entrez avec confiance, laissez-vous aller
autant que possible aux impressions nouvelles qui vous
attendent, ne repoussez pas les distractions qui vont
se présenter, ouvrez surtout votre âme aux sensations
qu'éveillera la vue de tous ces beaux paysages. Qui sait
si le mal de l'esprit, si la souffrance de l'âme ne céde-
ront pas en même temps que le mal du corps, que la
douleur de vos organes.

Mais si nous croyons peu à l'influence favorable du
précepte lancé par le docteur Alibert, en revanche
nous avons une confiance absolue dans son opinion sur
les plaisirs et les distractions qu'on trouve près des
établissements thermaux. Nous dirons donc avec ce
savant et ingénieux médecin :

« Les plaisirs bruyants et tumultueux que l'on ren-
» contre fréquemment aux eaux minérales, ne convien-
» nent point à tous les malades. Celui qui veut qu'elles
» soient utiles à la santé doit quelquefois s'en priver.
» Toutefois, les personnes souffrantes ne pourraient
» supporter, sans un préjudice notable pour leur sus-
» ceptibilité nerveuse, le tourbillon et la gêne des
» assemblées nombreuses. Il en est dont l'âme a besoin
» de calme et de tranquillité, tandis qu'il en est d'au-

» tres auxquelles la plus grande dissipation et des
» distractions continuelles sont infiniment salutaires. »

Pendant l'usage des eaux, il est de la plus haute importance d'éviter avec soin toutes les causes qui pourraient interrompre la diaphorèse, ou disposition aux sueurs qui se manifestent sous l'influence du traitement thermal et particulièrement, comme nous l'avons déjà dit, celles de ces causes qui peuvent déterminer un refroidissement subit de la peau. Il ne faudrait pas s'opposer moins à ce que les sueurs deviennent excessives (hors le temps des bains et des douches, bien entendu), surtout pendant la nuit ; il pourrait en résulter une débilité générale qui forcerait de suspendre le traitement.

Ce qui pourrait amener ces sueurs énervantes, c'est une trop longue exposition au soleil, la chaleur excessive de l'atmosphère et surtout l'abus des boissons aqueuses hors des repas.

L'influence de la chaleur directe du soleil, quand elle ne se prolonge pas trop, loin d'affaiblir le corps ne fait que donner plus d'énergie à toutes les fonctions ; mais il n'en est pas de même quand les sueurs dépendent d'un état électrique de l'air, quand, selon l'expression commune, l'atmosphère est pesante et que cet état se prolonge plusieurs jours ; il importe beaucoup alors de ne pas favoriser cette cause énergique de débilitation, et rien n'est plus propre à cela que de s'abandonner au repos dans un lieu abrité, autant que possible, de la chaleur, sans cependant-être froid et humide.

Il est à peine nécessaire de faire remarquer que les âges doivent déterminer des différences notables dans l'emploi des eaux. La faiblesse de l'enfant, son excessive irritabilité nerveuse, indiquent assez qu'il doit user intérieurement de l'eau sulfureuse à moindre dose que l'adulte, et qu'il ne faut lui administrer les douches qu'avec une force d'impulsion très atténuée. La disposition aux concentrations cérébrales dans le jeune âge est aussi une indication bien déterminée qu'on ne doit administrer les bains et les douches qu'à des températures peu élevées.

Mêmes précautions à prendre pour le vieillard que pour l'enfant; car l'homme avec l'âge revient insensiblement à sa faiblesse primitive, et ce qui forme un autre rapprochement très remarquable, c'est que le vieillard a, comme l'enfant, une tendance dangereuse aux concentrations cérébrales.

La considération des sexes offre un semblable rapprochement. La femme, par sa constitution délicate, par son excessive irritabilité nerveuse, se rapproche jusqu'à un certain point de l'enfant, et demande qu'on l'entoure des mêmes précautions et de la même prudence. Seulement, chez elle, ce n'est pas le cerveau qui doit fixer d'une manière toute particulière l'attention du médecin; elle se concentrera essentiellement sur

2.

les organes et les fonctions qui se rattachent à la reproduction de l'espèce ; car, comme le disaient les anciens :

Propter solum uterum mulier.

Le premier principe à cet égard est de ne jamais troubler la régularité des fonctions menstruelles. Lors donc que l'époque de la menstruation approchera, il sera prudent de diminuer un peu l'activité du traitement thermal. On le cessera tout-à-fait pendant toute la durée de la fonction et on ne le reprendra que le lendemain du jour où cette fonction aura cessé.

Quant aux tempéraments, leur distinction à l'égard du traitement thermal n'est pas moins importante que celle de l'âge et des sexes. Le tempérament nerveux, qui a les dispositions irritables de l'enfant et de la femme, demande qu'on ait pour lui les mêmes attentions et la même prudence. Au contraire, les individus à constitution purement lymphatique supportent parfaitement la stimulation active du traitement thermal et s'en trouvent surtout très bien.

Les hommes d'une constitution sèche et irritable, les individus à cheveux noirs, à peau brune ou jaunâtre, ceux enfin doués d'un tempérament bilieux, étant soumis à l'influence du traitement thermal, peuvent arriver à un état d'éréthisme de tout le système organique, d'où peuvent résulter de graves inflammations, particulièrement du foie et des autres organes destinés aux fonctions digestives ; d'où il résulte que le traitement sulfureux doit leur être administré avec une excessive prudence.

Il importe aussi de bien surveiller ceux qui ont un tempérament sanguin ; sans cela, ils seront exposés à des congestions sanguines.

Au reste, il en est de ces derniers conseils comme de tous ceux que nous avons donnés ; ils ont surtout pour but de bien faire comprendre aux malades qu'il ne faut pas se soumettre étourdiment à l'action du traitement thermal, et qu'il est d'une grande importance pour eux de recourir à un bon praticien et de suivre ponctuellement ses indications.

Jusqu'ici nous avons passé en revue, à peu près, toutes les règles générales d'hygiène qu'il importe d'observer pendant la durée du traitement thermal, c'est-à-dire que nous avons traité la marche à suivre pour ne point entraver son effet thérapeutique et pour retirer enfin tout le succès qu'on en peut raisonnablement attendre. Maintenant, nous allons entrer dans quelques détails pour bien se diriger dans l'emploi de l'eau minérale en boisson, en bains, en douches, etc.

Avant d'entreprendre le traitement thermal, convient-il de s'y préparer par l'emploi de purgatifs ? Il fut un temps où c'était une pratique banale de purger les malades avant qu'ils se soumissent à l'usage des eaux. *Non venite mai al bagno se non siete purgati*, per-

che i bagni acuiscono e muovano gli umori (1). Tel était
le précepte recommandé aux baigneurs qui se dispo-
saient à fréquenter les eaux thermales des environs de
Naples. La même recommandation se trouve exprimée
dans presque tous les traités spéciaux un peu anciens
sur les eaux minérales. Ce précepte, ainsi généralisé,
était la conséquence des idées humorales de l'époque.

Aujourd'hui, tous les médecins sont d'accord pour
blâmer ces pratiques banales, et surtout l'emploi général des purgatifs comme moyen de précaution avant
l'usage des eaux minérales.

Le préjugé qui se rattache à leur emploi est cependant encore partagé par beaucoup de gens qui raisonnent médecine, comme tous les ignorants raisonnent
de ce qu'ils ne savent pas avec aplomb, avec assurance.
Et qui ne raisonne pas médecine dans les établissements thermaux ?

Nous reconnaissons que dans quelques circonstances
il peut convenir d'avoir recours préalablement à un
purgatif; mais, au lieu d'être la règle, c'est l'exception.
Chez la généralité des malades, cette pratique serait
inutile et souvent dangereuse.

Le seul traitement préparatoire auquel les malades
peuvent se soumettre de leur propre volonté, consiste à
prendre pendant quelques jours des boissons adoucis-

(1) *Regolo per que, che pendono i bagni in Pozzoli ó altrove.*

santes et rafraîchissantes, régime approprié, bains tièdes, etc.

Relativement aux eaux sulfureuses prises en boisson, le matin, à jeun, est le moment le plus favorable pour prendre l'eau minérale à l'intérieur. A cette époque de la journée, l'estomac, complètement débarrassé des aliments, peut en éprouver une influence plus immédiate et par conséquent plus active; l'absorption s'y opère rapidement et sans que l'eau minérale ait le temps d'être altérée, toutes circonstances très favorables à son action thérapeutique.

On peut en boire l'après-midi, entre le déjeuner et le dîner; mais il est de rigueur que la digestion soit complètement terminée. Quant aux doses, cela varie suivant les individualités et la nature de la maladie. Règle générale, toute la quantité ordonnée par le médecin ne doit pas être bue de suite; il convient de boire ces eaux par verrée ou demi-verrée, à dix minutes au moins d'intervalle. Il est rare que la quantité d'eau prise dans les vingt-quatre heures dépasse quatre verrées; on ne doit jamais dépasser six verrées.

Si l'eau minérale prise à l'intérieur ne détermine aucune fatigue, ne donne lieu à aucun symptôme fâcheux, ne trouble en rien l'ordre physiologique des fonctions, c'est une preuve que l'estomac la supporte sans en être lésé, et que la digestion se fait d'une manière convenable et utile. Dans ce cas, on doit en attendre de bons effets. Mais il arrive parfois, quoique rarement, qu'elle amène un certain trouble dans les fonctions digestives : des pesanteurs d'estomac, des renvois d'œufs couvés, de la diarrhée, etc., etc. Il faut pour lors suspendre, sauf à recommencer quelques jours après; quelquefois, il suffira d'en diminuer la dose pour que les accidents disparaissent. Dans d'autres circonstances, il pourra devenir convenable de mélanger l'eau avec d'autres liquides : du petit-lait, du lait, de l'eau de gomme, de l'eau sucrée. On peut aussi l'édulcorer avec des sirops de gomme, de saponaire, de salsepareille, de fleurs de pensées sauvages, etc.; mais, règle générale, si c'est possible, pas de mélanges, boire l'eau pure telle qu'elle sort de sa source et surtout éviter d'y ajouter un médicament minéral.

Il ne faut jamais se mettre au bain sans que le travail de la digestion soit complètement terminé ; c'est pour cela qu'il convient, si on le peut, de se baigner le matin avant le déjeuner. « *Non entrate al bagno se non avete perfettamente digerito*, » disent les Italiens.

Ceux qui ne peuvent se baigner dans la matinée, doivent s'arranger pour qu'en entrant dans le bain la digestion soit entièrement faite; sans cela, il pourrait survenir des inconvénients.

Les bains doivent être pris tempérés. La durée varie

d'un quart d'heure, demi-heure à une heure, rarement plus longtemps.

Ne jamais prendre un bain trop chaud, à moins de prescription du médecin ; il pourrait survenir des accidents très graves.

Ces bains plus ou moins chauds doivent être de courte durée ; s'ils sont à une température élevée, cinq à dix minutes suffisent, avec la précaution de tenir sur le front une compresse humectée d'eau froide. Ces bains très chauds ne sont prescrits que dans quelques cas exceptionnels ; cela étant, il est prudent que le médecin y assiste ; une congestion mortelle pourrait en être la conséquence.

Après le bain, il est bon et rationnel d'aller se coucher pendant une heure et plus ; à défaut, se promener quelques instants, si le temps le permet.

Les douches à Luchon, sauf quelques *desiderata*, sont bien ; on peut les prendre à une assez forte pression et au degré de température qu'on puisse désirer.

Ce moyen balnéaire est des meilleurs ; on obtient des résultats extraordinaires avec cette médication ; c'est surtout dans l'application et l'administration des douches qu'il importe d'être bien dirigé ; c'est là surtout, il faut le dire, une affaire de tact médical et d'expérience pratique. On ne peut, cela se comprend, indiquer aucune règle précise à cet égard, chaque cas individuel pouvant offrir quelque chose de spécial selon la lésion, la durée et autres complications.

Les douches peuvent être administrées en arrosoir plus ou moins circonscrit ; à piston, c'est-à-dire en un seul jet plus ou moins fort. On peut en varier la température ; ordinairement, c'est de 40 à 45 degrés centigrades. La durée d'une douche est de douze à vingt minutes.

Quelquefois, on administre une douche jumelle, c'est-à-dire un jet d'eau froide arrivant en même temps qu'un jet d'eau chaude. On peut aussi alterner tantôt l'eau chaude et tantôt l'eau froide. On administre aussi dans l'établissement ce qu'on appelle douche écossaise en arrosoir ; c'est une pluie d'eau chaude et d'eau froide qui tombe tour-à-tour sur le dos, les membres thoraciques et les membres abdominaux ; la tête est garantie par un casque.

On comprend que ces médications diverses ont besoin d'être prescrites par un médecin, car ce moyen balnéaire, dans certains cas, pourrait être très nuisible ; tandis que, bien administré à propos, il produit, ainsi que nous l'avons annoncé, des résultats miraculeux.

Plus que pour les bains, il est de rigueur, après la douche, d'aller se coucher ; se reposer au moins une heure, si l'on veut en seconder l'action et en obtenir un bon résultat.

Ce moyen balnéairé est, dans quelques circonstances, très secondé par le massage.

Enfin, il existe, ainsi que nous l'avons dit en parlant de la description de l'établissement thermal, une salle d'étuve où l'on prend des bains de vapeur (voie humide ou sèche).

Administrée avec prudence et à propos, cette médication produit des effets remarquables, surtout dans les affections rhumatismales, etc., et quelques maladies de la peau.

Depuis deux ans, on a introduit dans l'établissement thermal un pulvérisateur où l'eau sulfureuse est administrée à l'état de poussière. La science médicale n'est pas encore fixée sur les avantages ou les inconvénients de cette médication. Hypocrate dit oui et Galien dit non ; les faits, je le crois, donneront raison aux galienistes. Toutefois, attendons.

Il n'en est pas de même pour ce qui concerne le humage ou aspiration de la vapeur sulfureuse venant directement de la source. Bien que la salle où on va humer soit très incommode et l'appareil de humage par trop simple et primitif, cependant les personnes qui en ont fait usage l'an dernier s'en sont très bien trouvées ; point de doute à cet égard. Que sera-ce lorsque une salle d'inhalation et de humage bien conditionnée existera dans l'établissement thermal ! Espérons qu'en 1863, ce *desiderata* n'existera plus.

Ici finit notre tâche ; nous n'aborderons pas les questions cliniques concernant l'action des eaux sulfureuses de Bagnères-de-Luchon , dans les diverses maladies où elles conviennent et où elles sont contraires. Cet ouvrage attendu du corps médical (il n'en existe pas) paraîtra bientôt, nous en avons la certitude. L'auteur , riche de faits consciencieusement observés , ne tardera pas , il nous l'a promis , de livrer son travail à la publication.

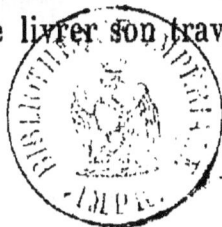

TABLEAU indiquant les noms des sources sulfureuses de Bagnères-de-Luchon, leur température, leur degré sulhydrométrique brut, leur volume, leur destination, d'après M. Filhol.

NOMS DES SOURCES.	DATE de leur DÉCOUVERTE	Volume débité en 24 heures.	Température.	Quantité de sulfure de sodium dans un litre d'eau.	DESTINATION des SOURCES.	Distance des griffons aux lieux d'observation.	NOTES et OBSERVATIONS.
		litres.				mètres.	
Bayen	1839	5,200	68,00	0,0773	D. E. P.	»	*Explication des abréviations.*
Reine	s. ancienne.	73,220	57,60	0,0567	Buv. Ba.D.E.P.	12,50	Buv. — Buvette.
id.	id.	»	»	0,0491	id.	16,5?	Ba. — Bains.
id.	id.	»	»	0,0481	id.	34,50	D. — Douches.
id.	id.	»	»	0,0436	id.	»	D. L. — Douches locales.
Grotte supérieure. . . .	id.	12,425	58,44	0,0475	D. E. P.	14	D. A. — Douches ascend.
id.	id.	»	»	0,0460	id.	23,30	P. — Piscines.
Grotte inférieure	id.	»	52,20	0,0675	id.	»	E. — Etuves.
id.	id.	10,725	39,00	0,0522	Ba. P.	»	
Azémar.	1836	18,800	53,17	0,0497	Buv. Ba. D. L.	4,00	Quand plusieurs sources
Richard supérieure . . .	id.	17 420	50,04	0,0755	id.	2,20	portent le même nom, je
id.	id.	»	»	0,0460	id.	35,20	désigne toujours la plus
Rich. inf. nos 4 et 5 (R. anc.).	s. ancienne.	10,002	46,40	0,0546	Buv. Ba.	»	chaude par le no 1, et la
id.	id.	»	»	0,0503	id.	»	moins chaude par le chiffre
Richard tempérée no 1 . .	1839	21,723	38,00	0,0330	Buv. Ba. D. A.	»	le plus élevé.
id. no 2 . .	id.		32,00	0,0155	id.	»	
Richard tempérée inférieure.	id.	»	»	0,0064	Ba.	»	
Richard inférieure no 6. .	id.	»	29,80	0,0138	Buv.	»	
Richard inférieure no 7. .	id.	»	31,75	0,0322	id.	»	
Blanche.	s. ancienne.	41,200	47,21	0,0368	Buv. Ba. D. L.	»	L'eau blanche est mêlée,
id.	id.	»	»	0,0169	id.	11	à sa sortie du griffon, avec
id.	id.	»	»	0,0144	id.	23,80	une quantité d'eau froide
id.	id.	»	»	0,0024	id.	variable	suffisante pour abaisser sa
Ferras ancienne	1839	»	34,34	0,0030	Buv. Ba.	»	température à 37° centi-
id.	id.	»	»	0,0024	id.	7,00	grades. On favorise ainsi
Ferras nouvelle	1839	»	39,96	0,0244	Buv. Ba.	»	le blanchiment.
id	id.	»	»	0,0193	id.	3,50	
Enceinte	1839	»	49,00	0,0675	id.	»	
id.	id.	»	»	0,0660	id.	3,00	
Ferras inférieure no 1 . .	1849	»	37,80	0,0589	Buv. P.	»	
id. no 2 . .	id.	»	34,80	0,0485	id.	»	
Lachapelle.	id.	»	38,70	0,0524	Buv. Ba.	»	
Bosquet no 1.	1849 à 1850	31,500	44,00	0,0521	Buv. Ba. D. L.	»	
id. no 2. . . .	id.		43,00	0,0491	id.	»	
id. no 3. . . .	id.		»	0,0215	id.	»	
Sengez no 1.	1850	54,417	40,55	0,0690	Buv.	»	
id. no 2. . . .	id.		31,00	0,0337	Ba.	»	
id. no 3. . . .	id.		28,20	0,0046	id.	»	
id. no 4. . . .	id.	»	28,80	0,0046	id.	»	
Bordeu no 1.	1850	33,523	49,00	0,0745	id.	»	
id. no 2. . . .	id.		44,50	0,0625	id.	»	
id. no 3. . . .	id.		40,00	0,0552	id.	»	
Pré no 1.	1850 à 1852	»	60,50	0,0780	id.	»	
id.	id.	»	»	0,0780	id.	29,00	
Pré no 2.	id.	»	52,80	0,0690	id.	»	
Pré no 3.	id.	»	43,80	0,0494	id.	»	
Mélange des nos 2 et 3. .	id.	»	»	0,0694	Buv.	»	
Pré no 4.	id.	»	35,40	0,0368	id.	»	
Etigny no 1	1848	»	48,34	0,0356	id.	»	
id. no 2	id.	»	30,07	0,0466	D. A. D. L.	»	
Romains	1849	7,200	49,20	0,0588	Buv. E. P.	»	
Etuve	id.	520	36,42	0,0350	id.	»	

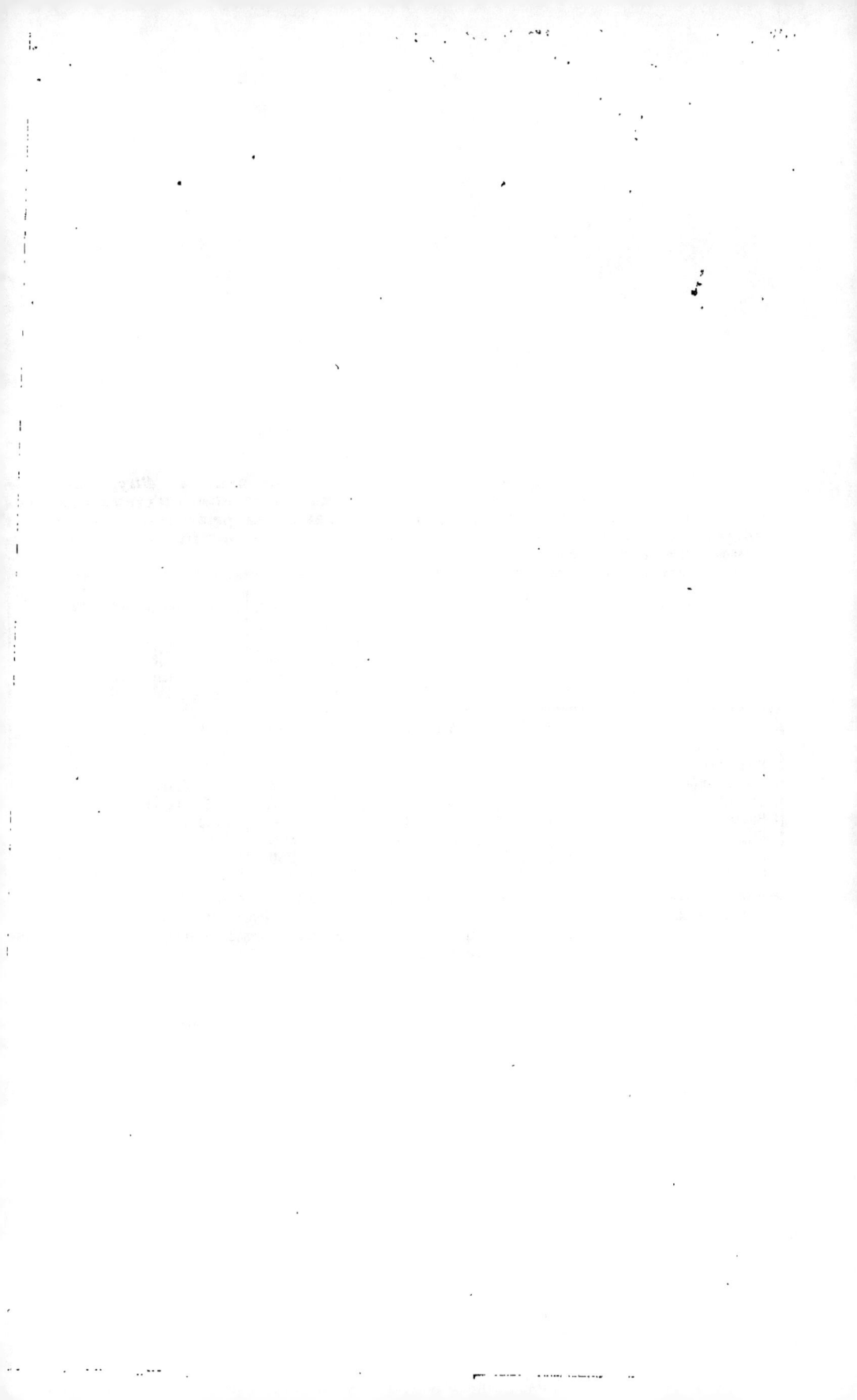

TABLEAU indiquant la quantité réelle de sulfure de sodium, d'hyposulfite de soude et de carbonates ou silicates alcalins ou alcalino-terreux que renferme un bain de 300 litres préparé avec l'eau des principales sources, et amené à la température de 35° par l'addition d'une quantité suffisante d'eau froide, d'après M. Filhol.

NOMS des SOURCES.	QUANTITÉ de sulfure de sodium contenue dans un bain de 300 litres.	QUANTITÉ d'hyposulfite de soude contenue dans un bain de 300 litres.	QUANTITÉ de sels alcalins contenue dans un bain, représentée par son équivalent en carbonate de soude anhydre.	Observations.
				Les données du calcul sont les suivantes :
				La température de l'eau froide est de + 18°.
Reine	5 gr. 875	1 gr. 064	5 gr. 875	On suppose que le bain contient 300 litres d'eau, et que
Richard supérieure . .	6 896	1 440	5 945	sa température est portée à
Richard inférieure . .	9 741	1 080	9 741	35° par l'addition d'une quantité suffisante d'eau froide.
Grotte inférieure. . .	9 238	1 620	9 238	Quand la température de
Bordeu.	7 179	3 564	7 179	l'eau minérale est inférieure
Bosquet	7 650	3 140	7 650	à + 35°, on suppose que le
Etigny.	3 876	3 015	3 876	bain est donné avec l'eau mi-
Ferras.	2 550	2 400	2 550	nérale pure.
Blanche	variable.	2 160	»	

NOTA. — La température de l'eau de ces sources étant connue, il sera facile de calculer la richesse en sulfure de sodium de chacun des mélanges qu'on peut effectuer, en les associant d'une manière quelconque pour préparer un bain à 35° ou à toute autre température.

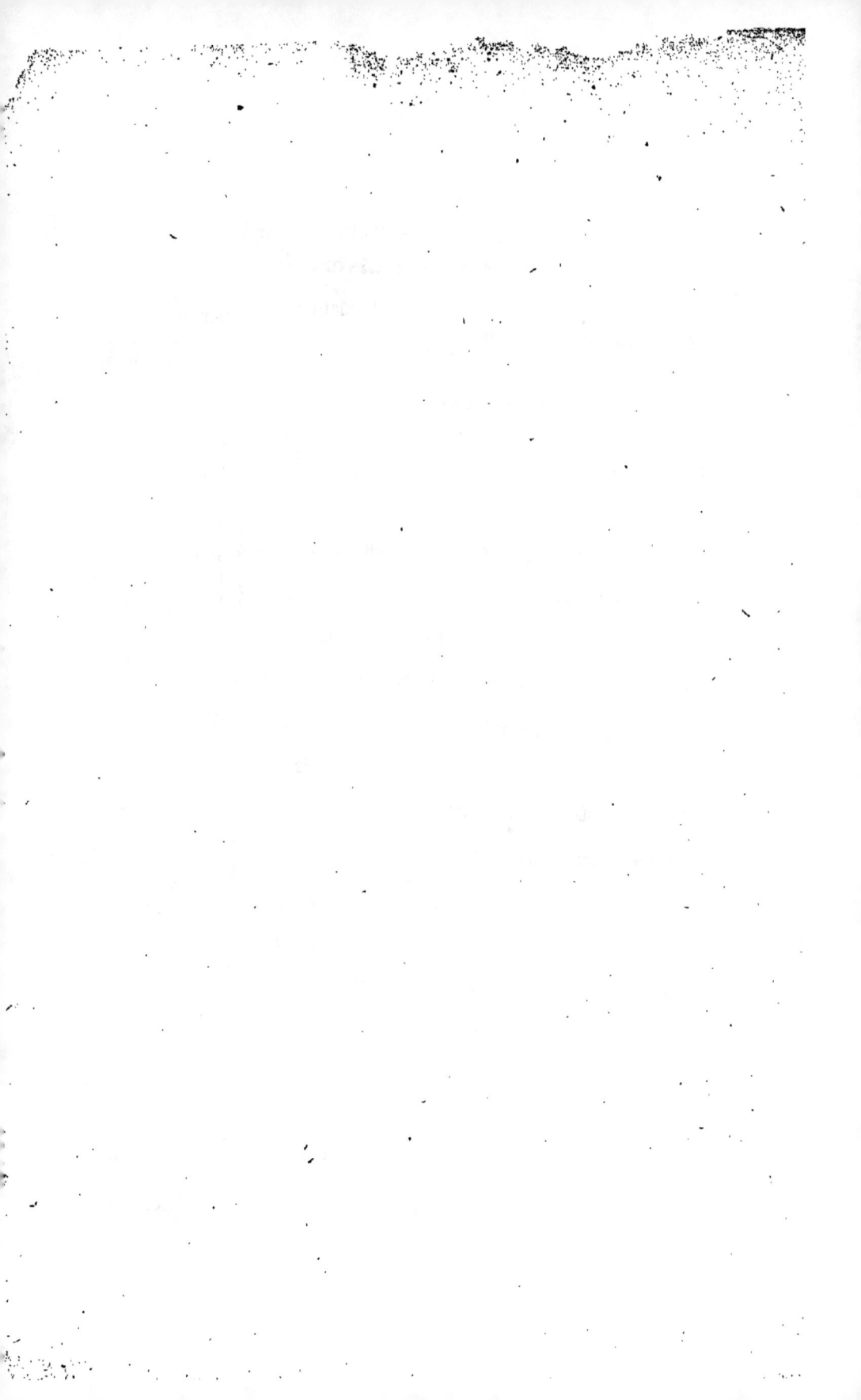

TARIF DE L'ÉTABLISSEMENT THERMAL.

Saison d'hiver.

Du 16 octobre au 31 mai.	Toute la matinée. .	Bains. .	1 »
		Douches.	» 60
	Toute l'après-midi.	Bains. .	» 60
		Douches.	» 40

Saison d'été. — RONDES DU MATIN.

Deux heures trois quarts.

Du 1er juin au 15 octobre.	Bains. .	» 60
	Douches.	» 50

Quatre heures.

Du 1er au 30 juin et du 1er septembre au 15 octobre.	Bains. .	» 80
	Douches.	» 90
Du 1er juillet au 31 août.	Bains . .	1 »
	Douches.	» 60

Cinq heures un quart.

Du 1er au 30 juin et du 1er septembre au 15 octobre.	Bains . .	1 20
	Douches.	1 »
Du 1er juillet au 31 août.	Bains . .	1 50
	Douches.	1 20

Six heures et demie.

Du 1er au 30 juin et du 1er au 15 octobre. . .	Bains . .	1 20
	Douches.	1 »
Du 1er juillet au 31 août.	Bains . .	2 »
	Douches.	1 50
Du 1er au 30 septembre.	Bains . .	1 50
	Douches.	1 20

Sept heures trois quarts.

Du 1er au 30 juin et du 1er au 15 octobre. . .	Bains . .	1 20
	Douches.	1 »
Du 1er juillet au 31 août.	Bains . .	2 »
	Douches.	1 50
Du 1er au 30 septembre.	Bains . .	1 50
	Douches.	1 20

Neuf heures.

Du 1er au 30 juin et du 1er au 15 octobre. . .	Bains . .	1 20
	Douches.	1 »
Du 1er juillet au 30 septembre	Bains . .	1 50
	Douches.	1 20

Dix heures trois quarts.

Du 1er juin au 15 octobre . . . . { Bains . . 1 20
{ Douches. 1 »

Dix heures et demie.

Du 1er juillet au 30 septembre . . . . . { Bains . . 1 »
{ Douches. » 80

RONDES DU SOIR.

*Deux heures , trois heures un quart , quatre heures et demie ,
sept heures.*

Du 1er juin au 15 octobre . . . . { Bains . . 1 »
{ Douches. » 80

Cinq heures trois quarts.

Du 1er juin au 15 octobre . . . . { Bains . . » 60
{ Douches. » 50

Pendant toute l'année.

Bains de piscine et de natation , avec { Toute la matinée. . 1 20
caleçon . . . . { Toute l'après-midi. 1 »

Bains de vapeur à l'étuve souterraine. { Le matin. . : . . » 80
{ L'après-midi . . » 60

Bains de vapeur dans les galeries souterraines , à toutes les
heures . . . . » 60

Durant toute l'année et à toutes les heures de la journée.

Humage et douche de vapeur naturelle. . . . . . . » 50
Inhalation et douche d'eau pulvérisée, avec peignoir capuchonné
et serviette. . . . . 1 »

Bains de Piéds.

Pendant l'heure du bain , avec de l'eau renouvelée . . . . » 30
En dehors de l'heure du bain . . . . » 50

Sans distinction d'heure ni d'époque.

Douches écossaises et douches jumelles 1 50
Douches locales . . . . » 60

Douches des salles nos 3 et 5 , prises pendant l'heure du bain.

Du 16 octobre au 31 mai. . . . . . { Toute la matinée . » 40
{ Toute l'après-midi. » 30

Du 1er juin au 15 octobre.

Ronde de deux heures trois quarts du matin . . . . » 40

Ronde de quatre heures du matin . . . . » 50

Ronde de cinq heures un quart, six heures et demie, sept
heures trois quarts et neuf heures du matin . . . . . » 80

Ronde de dix heures un quart du matin . . . . » 70

Ronde de onze heures et demie du matin. . . . . . . » 60

Ronde de deux heures, trois heures un quart, quatre heures et
demie et sept heures du soir. . . . . » 60

Ronde de cinq heures trois quarts du soir. . . . . . . » 40

Boissons.

Toute personne pourra boire aux buvettes.

Pendant toute la matinée, pour . . . . » 05

Pendant toute l'après-midi, pour . . . . » 05

Le litre d'eau, transporté non bouché, sera payé . . . . » 10

Le litre d'eau, transporté et bouché, sera payé. . . . . » 15

Les bains de ronde de onze heures et demie du matin et de deux
heures du soir, pourront être d'une heure et demie ou de deux heures en payant le prix de deux bains, sous les conditions prescrites au
règlement.

La durée du bain en sus de celle ordinaire sera prise par antici-
pation pour la ronde de deux heures et en prolongeant le bain pour
celle de onze heures et demie.

Art. 18. Le bain de 60 centimes aura droit à un peignoir et une
serviette ;

Le bain de 80 centimes aura droit à un drap et deux serviettes ;

Le bain de 1 franc aura droit à un drap et deux serviettes ;

Le bain de 1 franc 20 c. aura droit à un peignoir et deux serviettes ;

Le bain de 1 franc 50 c. aura droit à un peignoir et deux serviettes ;

Le bain de pieds de 30 centimes aura droit à une serviette ;

Le bain de pieds de 50 centimes aura droit à deux serviettes ;

La douche de 30 centimes aura droit à un drap et deux serviettes ;

La douche de 40 centimes aura droit à un drap et deux serviettes ;

La douche de 50 centimes aura droit à un drap et deux serviettes ;
La douche de 60 cent. aura droit à un peignoir et deux serviettes ;
La douche de 80 cent. aura droit à un peignoir et deux serviettes ;
La douche de 1 franc aura droit à un peignoir et deux serviettes.

Les douches prises dans des cabinets spéciaux, appelées *grandes douches*, auront droit, savoir :

Celles de 1 fr. 50 c., de 1 fr. 20 c., de 1 fr., de 80 c., de 70 c. et de 60 c., à un peignoir et deux serviettes ;
Celles de 50 cent., de 40 cent. et de 30 cent., à un drap et deux serviettes ;
Les douches ascendantes, à un drap et deux serviettes.

Les douches prises dans les baignoires, précédées ou suivies de bain, n'auront droit qu'au linge du bain augmenté d'une serviette.

Les mêmes douches prises dans le bain sont assimilées pour le linge aux grandes douches.

Les fournitures en sus seront payées d'après le tarif qui suit :

Une serviette. . . . . » 05
Un drap . . . . » 10
Un peignoir . . . . » 15
Un fond de bain. . . . . » 20

ART. 19. Le fermier sera tenu de rembourser le montant des billets, soit aux baigneurs, soit à toute autre personne qui le réclamerait.

TARIF DES CHAISES-A-PORTEUR.

Pour aller et retour au bain ou dans d'autres parties de la ville, le jour : 75 cent. — Le soir, pour bals et soirées, 2 fr. ; s'il faut attendre, à volonté : 3 fr.

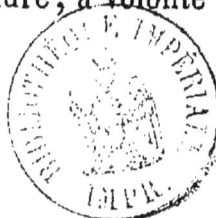

TABLE DES MATIÈRES

Pages.

Liste de MM. les médecins exerçant à Bagnères-de-Luchon, par rang d'ancienneté 3

Bagnères-de-Luchon. — Énumération des sources; leur composition, leur aménagement. — Description de l'établissement thermal. 5

Histoire de l'inspectorat de Luchon; attributions du médecin inspecteur 18

Notice historique de l'Hôpital thermal; conditions pour y être admis. 25

Considérations hygiéniques et balnéaires 35

Tableau indiquant les noms des sources sulfureuses de Bagnères-de-Luchon, leur température, leur degré sulhydrométrique brut, leur volume, leur destination, d'après M. Filhol.

Tableau indiquant la quantité réelle de sulfure de sodium, etc,, que renferme un bain de 300 litres, d'après M. Filhol.

Tarif des bains, douches, etc., et des chaises-à-porteur. 55

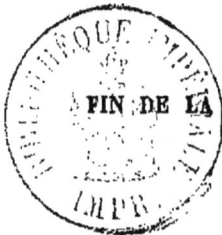

FIN DE LA TABLE DES MATIÈRES.

Toulouse. — Typographie de LAMARQUE et RIVES, rue Tripière, 9.